TOPOGRAPHIE MÉDICALE

ET

NOSOLOGIE DE SENLIS

Par le Docteur P. de Broë

MÉDECIN AIDE-MAJOR DE 1re CLASSE AU 9e CUIRASSIERS

SENLIS

IMPRIMERIE PAYEN, TH. NOUVIAN, SUCCESSEUR

Place de l'Hôtel-de-Ville

1893

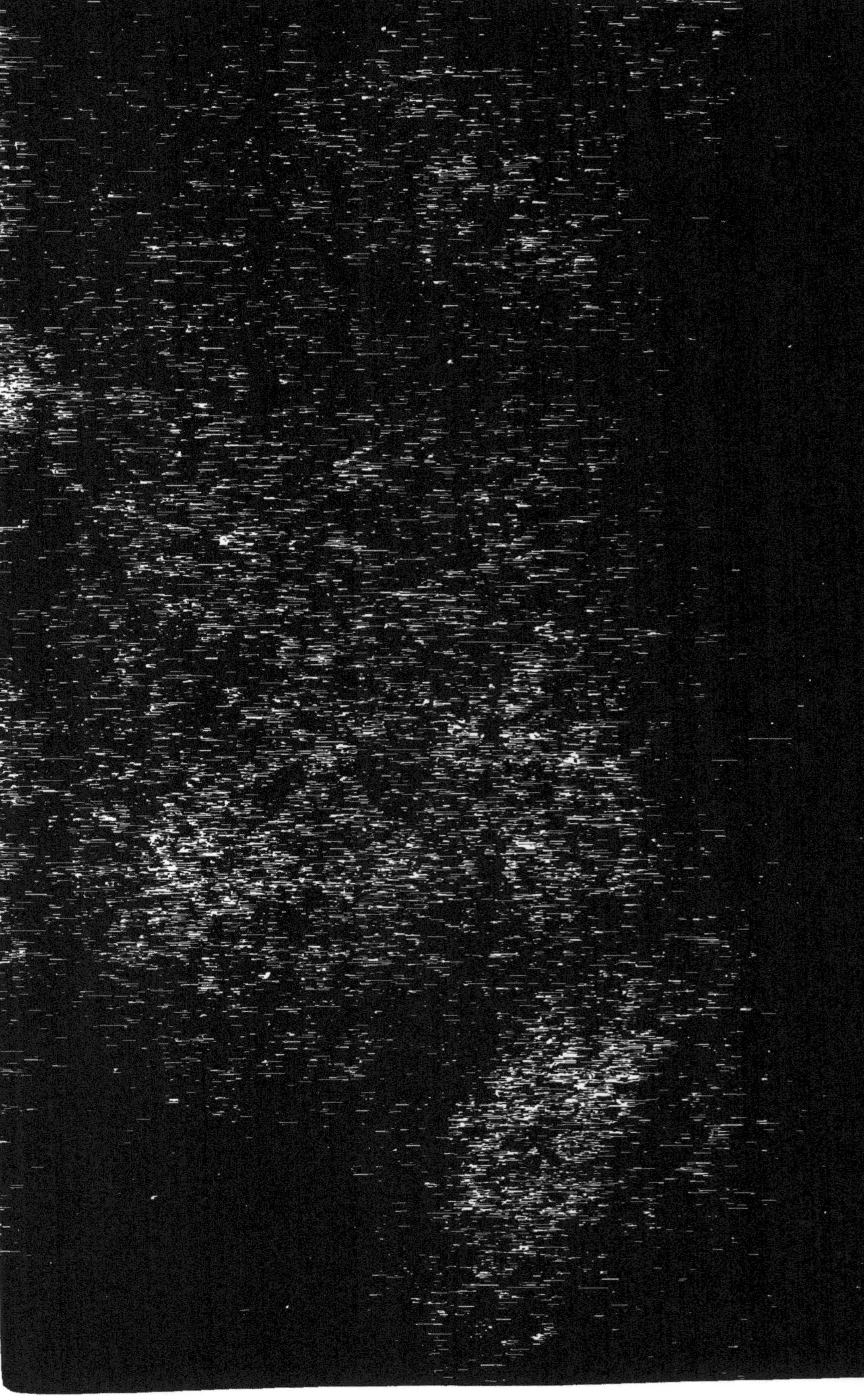

TOPOGRAPHIE MÉDICALE

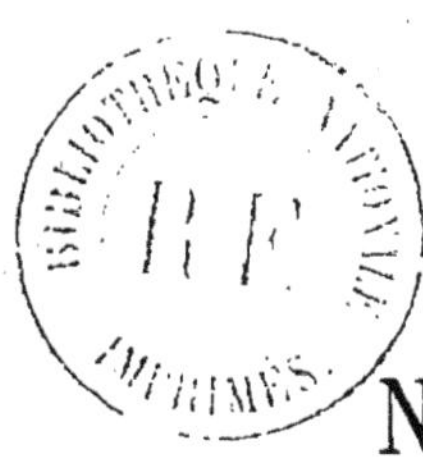

ET

NOSOLOGIE DE SENLIS

Par le Docteur P. de Broé,

MÉDECIN AIDE-MAJOR DE 1[RE] CLASSE AU 9[E] CUIRASSIERS.

SENLIS

IMPRIMERIE PAYEN, TH. NOUVIAN, SUCCESSEUR

Place de l'Hôtel-de-Ville

1893

TOPOGRAPHIE MÉDICALE

ET

NOSOLOGIE DE SENLIS

Par le Docteur P. de Broé,

Médecin Aide-Major de 1re Classe au 9e Cuirassiers.

HISTORIQUE

Senlis *(Silvanectum)* est considéré comme l'ancienne capitale du pays des Sylvanectes. Le peuple qui habitait cette région vivait encore, lors de l'invasion romaine, au milieu des bois sans être aggloméré dans des villes. Les Romains s'étant rendus maîtres de cette partie de la Gaule, trouvèrent que la colline où s'élève actuellement Senlis, était un lieu fort avantageusement placé; ils y construisirent un camp retranché dans lequel les populations voisines vinrent bientôt chercher un asile et une défense contre les incidents de guerre.

C'est alors que, substituant aux fossés et aux murs de terre des murailles et des tours que deux mille années n'ont pu faire disparaître, les Romains transformèrent ce camp primitif en une inexpugnable forteresse. De nos jours, l'œil reconnaît encore très nettement l'enceinte de la ville romaine, qui occupe le sommet de la cité actuelle : sa superficie est d'environ huit hectares, entourés de tronçons de remparts et de nombreuses tours, dont quelques-unes sont encore bien conservées; c'est de cette époque romaine que datent les Arènes que l'on voit aux portes de la ville. Ce Senlis primitif remonte à quelques années avant l'ère chrétienne.

Peu à peu, sous la protection de cette forteresse, des maisons vinrent se grouper, formant de véritables faubourgs excentriques; et vers le milieu du sixième siècle une seconde enceinte fut établie qui embrassa ces agglomérations. Durant tout le moyen-âge et l'époque de la féodalité, Senlis continua à s'accroître; ses fortifications furent jusqu'au seizième siècle l'objet de travaux et de remaniements constants. C'est en 1827 qu'une ordonnance royale prescrivit leur démolition; et c'est sur l'emplacement des murailles rasées et des fossés comblés que serpente aujourd'hui cette belle promenade plantée d'arbres qui fait le tour de la ville.

SITUATION GÉOGRAPHIQUE

Senlis est situé à 49° 12' 30" de latitude Nord et 0° 25' 68" de longitude Est. Cette ville s'élève au milieu d'un pays très ondulé, en partie couvert de forêts immenses *(Silvanectum,* de *Silvis,* forêt). Elle est placée dans l'angle aigu que forment, un peu avant de se réunir, deux petits cours d'eau : la Nonette et l'Aunette. Le gros de l'agglomération occupe une éminence assez élevée qui sépare ces deux rivières ;

le versant du Midi, dont la base est baignée par la Nonette, est celui où les habitations sont les plus nombreuses et la population la plus dense. Au-delà des deux cours d'eau qui enserrent la ville, s'étendent des faubourgs : Villevert au Nord, sur la rive droite de l'Aunette; le faubourg Saint-Martin au Sud sur la rive gauche de la Nonette; enfin Villemétrie, sur cette même rivière, un peu en amont de Senlis.

Immédiatement la ville est entourée d'une zone de terrains de culture; cette zone a une largeur variant de 600 mètres à 2 kilomètres et est elle-même entourée de vastes forêts (forêts d'Hallate, de Chantilly, de Pontarmé, d'Ermenonville) qui lui forment une enceinte presque complète, sauf du côté du Nord-Est; par là, la zone de terres cultivées se prolonge en s'élargissant pour se joindre bientôt aux grandes plaines du Valois.

L'aspect du pays est varié : la diversité du sol, les nombreuses ondulations du terrain et la prédominance des bois en font une région coquette; le nombre et l'élégance des châteaux et des maisons d'agrément indiquent à première vue la richesse du pays.

ASPECT GÉNÉRAL

Par quelque côté qu'on arrive à Senlis, on aperçoit, au loin, l'élégante flèche de la Cathédrale, qui domine tout le pays et que l'on voit de quatre lieues à la ronde : Notre-Dame est en effet construite sur le point culminant de la ville (altitude, 75^{m}), et non-seulement son gracieux clocher, mais même sa nef imposante, dominent toutes les autres constructions. Détruite et reconstruite plusieurs fois, elle ne fut définitivement terminée qu'en 1556; les parties les plus anciennes de cet édifice appartiennent à l'époque de la transition, le reste est du style ogival.

La ville tout entière, dans son ensemble, a gardé un cachet fort ancien : les rues sont tortueuses et irrégulières; un grand nombre d'entre elles tournent comme les allées d'un labyrinthe. Les maisons du centre de la ville sont la plupart anciennes, à pignons élevés et à hauts toits pointus. En plusieurs endroits, on retrouve encore d'anciennes fortifications romaines qui servent d'ornements ou de murs à des jardins de maisons particulières.

Ne mentionnons que pour mémoire les nombreuses églises que possédait Senlis, et dont plusieurs sont encore debout : Saint-Frambourg, convertie en manège, Saint-Pierre en marché, Saint-Aignan en théâtre, etc... ; enfin un grand nombre de vieux hôtels aux portes superbes, d'édifices antiques, évêché, hôtel de ville, etc., contribuent à donner à Senlis un caractère très pittoresque d'ancienneté.

CONSTITUTION GÉOLOGIQUE

La ville de Senlis est bâtie sur un sol qui a pour base le massif du terrain crétacé qui occupe le sous-sol de toute la région. Une couche d'humus seule recouvre cette formation de la craie qui est loin d'être homogène : d'une façon générale, elle appartient au système supérieur du calcaire grossier, caractérisé par l'abondance des cérites. Mais les roches calcaires ne sont pas toujours pareilles à elles-mêmes : les couches successives sont tantôt en marne calcaire blanche friable, tantôt en liais très dur, tantôt en calcaire pénétré de silice, ou bien encore en calcaire à texture noueuse ou à veines siliceuses. Le plus souvent voici quelle est la constitution et la disposition des couches du sol :

1° Terre végétale argileuse et douce, rarement rougeâtre et pierreuse.

2° Calcaire un peu sablonneux.

3° Liais dur à veines siliceuses;

Cette couche est souvent entourée de marne feuilletée portant des empreintes végétales.

4° Calcaire inégal à faces non parallèles avec moules de coquilles.

5° Calcaire à texture grossière et lacuneuse rempli de coquilles.

6° Sable fin.

Quelquefois une couche de sable blanc quartzeux très fin ou une couche de marne sépare deux étages de calcaire.

Le sous-sol de la campagne senlisienne est creusé de nombreuses carrières qui, en utilisant le calcaire noueux, donnent des moellons à bâtir, et en utilisant le calcaire dur ou le liais donnent des pierres employées en architecture et en sculpture. Enfin, c'est la marne calcaire qu'exploitent les nombreux fours à chaux situés aux environs de Senlis.

De la constitution géologique du sol, il résulte qu'une faible partie des eaux pluviales est absorbée par l'humus, et que le reste, retenu par les couches imperméables du calcaire, constitue une nappe souterraine très superficielle et de niveau peu variable.

HYDROGRAPHIE

Nous avons dit plus haut que l'éminence qui supporte Senlis s'élève dans l'angle de jonction de l'Aunette et de la Nonette; chacun de ces cours d'eau sépare la ville d'un faubourg important : L'Aunette coule au Nord-Ouest de Senlis, qu'elle sépare de Villevert; la Nonette coule au Sud de la ville, qu'elle sépare du faubourg Saint-Martin. Ce dernier cours d'eau est celui dont le voisinage est le plus immédiat; c'est celui qui, à proprement parler, arrose Senlis.

L'Aunette est une petite rivière dont le cours, long d'environ 12 kilomètres, est dirigé du Nord-Est vers le Sud-Ouest; elle effectue tout son parcours sur un lit de calcaire grossier; elle reçoit quelques affluents insignifiants, alimente quelques moulins et vient grossir la Nonette à environ 1 kilomètre en aval de Senlis.

La Nonette, un peu plus importante, prend sa source à Nanteuil-le-Haudouin, à 16 kilomètres de Senlis; elle coule de l'Est à l'Ouest, arrosant de belles prairies et prêtant son eau limpide à de nombreuses cressonnières; elle longe les anciens remparts de la ville, à qui jadis elle a tenu lieu de fossés.

La largeur de cette rivière varie entre 5 et 12 mètres; elle coule sur un fond de sable, en quelques endroits remplacé par un fond de tourbe. Dans son parcours, la Nonette fait tourner d'importants moulins, et, de sa source jusqu'à son embouchure dans l'Oise, est grossie de quelques ruisseaux : citons le ruisseau de la Fontaine Noé (nous le retrouverons plus tard), qui prend sa source au Sud de la ville, et se jette, derrière l'Abattoir, dans la rivière, après un cours de 7 à 800 mètres.

Enfin, à 6 kilomètres environ au Sud de Senlis, coule un autre affluent de l'Oise, la Thève; sa direction est de l'est à l'ouest; elle alimente plusieurs étangs et marais. La région qu'arrose la Thève est peu saine surtout aux environs de ces marais : les riverains sont quelquefois atteints par des fièvres palustres; c'est pour cette raison que la vallée de Neumoulin présente l'aspect d'un pays ravagé par un fléau : on y voit des hameaux complètement abandonnés et dont les maisons tombent en ruines; les habitants, décimés par des fièvres malignes qui régnaient sur ces marais à demi-desséchés, ont quitté leurs toits pour aller s'établir dans des régions plus saines.

CLIMATOLOGIE

Le climat de Senlis est à peu près le même que celui des environs de Paris; il est pourtant peut-être un peu plus rigoureux. Les variations ordinaires du thermomètre se maintiennent entre 8° au-dessous de 0° et 18° au-dessus. Souvent, néanmoins, le froid arrive à 12° au-dessous de 0°. La température froide ne s'établit guère avant le 15 décembre; il neige peu à Senlis et le sol n'est jamais longtemps couvert par la neige tombée; la glace aussi persiste rarement plusieurs jours. Nous ne parlons pas, bien entendu, des hivers exceptionnels où le thermomètre marque 18° au-dessous de 0° et où les étangs restent un ou deux mois couverts d'une épaisse couche de glace. Les chaleurs intenses commencent d'habitude vers la mi-juin; elles sont assez variables; les températures supérieures à 24° ou 25° sont rares, et l'on cite comme exceptionnelle la température de 32° à l'ombre que marqua le thermomètre dans l'été de 1804; en

1892, d'ailleurs, la chaleur se montra presque aussi intense.

Les vents régnants sur Senlis sont ceux du Sud et du Sud-Ouest qui amènent généralement la pluie ; les vents du Nord et du Nord-Est dominent pendant la saison froide et sèche de l'hiver ; les vents du Nord-Ouest déterminent une constitution humide et pluvieuse ; en été les vents de l'Est et du Sud-Est prédominent amenant la température chaude ; enfin, en automne la région est constamment battue par les vents du Sud et du Sud-Ouest.

La pluie est fréquente à Senlis, surtout à la fin de l'hiver et à l'automne ; la quantité d'eau pluviale que reçoit annuellement la région serait en moyenne de 580 millimètres.

Les orages sont assez fréquents, moins les orages avec phénomènes électriques que les ouragans accompagnés de vents impétueux et de rafales terribles ; ceux-ci du reste sont plus nuisibles encore que les premiers et causent les plus grands torts aux récoltes sur lesquelles ils s'abattent.

En somme le climat de la région senlisienne est plutôt humide que sec : le degré moyen de saturation de l'air serait de 0,63 centièmes ; cette humidité résulte de la constitution géologique du sol et de la présence de la nappe superficielle, qui est le siège d'une évaporation constante. Non-seulement l'air mais aussi les habitations sont humides à Senlis : elles sont toutes construites en pierres du pays ; cette pierre, de qualité inférieure, est poreuse ; non-seulement elle s'imprègne comme une éponge de l'eau de pluie qu'elle laisse ensuite suinter, mais encore l'eau du sol monte dans ses pores, ainsi que dans des tubes capillaires, et sature les maisons d'une humidité qui ne disparaît jamais.

FLORE ET FAUNE

Jadis la majeure partie du pays était couverte par la végétation forestière; de nos jours les forêts en couvrent encore une grande superficie, principalement le sol sablonneux. L'essence dominante de tous ces bois est le chêne; par ordre de décroissance viennent ensuite le charme, le tilleul, le bouleau, le peuplier, le tremble, le hêtre; enfin certaines parties des forêts du Sud de Senlis sont couvertes de sapins de plantation récente, qui réussissent à merveille.

La botanique presque entière du bassin de la Seine se retrouve dans la campagne de Senlis : souvent des caravanes d'excursionnistes viennent parcourir nos forêts pour y cueillir des anémones, des renoncules, des scilles automnales, des centaurées, des lycopodes et nombre d'autres espèces médicinales.

Les environs de Senlis sont extrêmement giboyeux : on y rencontre tous les animaux de cette partie de la France. De plus les forêts abritent un grand nombre de gros animaux que plusieurs équipages chassent à courre : le cerf s'y rencontre couramment et il n'est pas rare de voir des hardes de dix à quinze cerfs ou biches sauter les routes des forêts; le chevreuil est assez commun, surtout dans les forêts du Sud de Senlis (Ermenonville, Chantilly); enfin le sanglier se rencontre aussi fréquemment dans tous ces bois.

La région produit et élève de grandes quantités de moutons, que l'on engraisse sur place et qui se rapprochent beaucoup de la race des moutons picards. L'élevage et l'engraissement du bœuf ne se font guère dans le pays; il existe pourtant, aux portes de Senlis, sur les rives de la Nonette et de l'Aunette, des prairies naturelles qui s'étendent vers Chantilly;

mais elles sont réservées à l'élevage du cheval de pur-sang, fort en honneur dans le pays.

Les terres cultivables des environs de Senlis sont ensemencées de seigle, d'avoine, d'orge, de blé et de betteraves ; c'est à peu près à ce niveau que commence la culture de la betterave que l'on voit, au fur et à mesure qu'on marche vers le Nord, prendre une extension de plus en plus considérable.

Pendant les étés secs la campagne a fort à souffrir : les cours d'eau peu nombreux et peu importants, pour les grandes plaines du Valois, ne peuvent leur donner l'eau qui leur est nécessaire.

La vallée de la Nonette est livrée à une culture maraîchère qui expédie ses produits sur Paris; ses rives donnent principalement de grandes quantités d'artichauts superbes; elles sont en outre bordées de nombreuses et vastes cressonnières.

En résumé, en dehors des forêts qui sont d'un rapport considérable et des prairies réservées à l'élevage des chevaux, le sol, riche et savamment cultivé, paye largement les cultivateurs de leurs travaux.

POPULATION

La ville de Senlis a une population d'à peu près 6.300 habitants, à laquelle il faut joindre le régiment de cuirassiers qui y tient garnison. Elle a les mêmes caractères que la population de toute l'Ile-de-France. Quoique le pays puisse être divisé en deux régions distinctes, celle de la plaine et celle des forêts, on ne trouve pas de division correspondante dans la population; les habitants de la ville de Senlis, de la région découverte ou de la région boisée ont les mêmes caractères généraux.

Un historien ancien, Louvet, et après lui un écrivain senlisien du milieu du siècle, Graves, affirment que jadis, les habitants de Senlis ne se mariaient qu'entre eux. « Les familles de ceste ville, dit Louvet, se sont « anciennement tellement chéries, qu'elles n'ont voulu « prendre leurs alliances avec personnes étrangères, « mais ont donné leurs filles à des enfants de leur ville. « Ce que par succession de temps a tellement esté « observé, qu'à grand peine peut-on trouver aucunes « qui ne se touchent en quelque degré de consanguinité « ou d'affinité. Cette grande amitié et conjonction du « sang a rendu les femmes de cette ville si fécondes, « qu'elles rendent ladite ville grandement populeuse. » Toujours est-il que ces mariages consanguins, s'ils étaient aussi fréquents que le dit l'auteur, n'ont laissé aux Senlisiens d'aujourd'hui aucune conformité physique remarquable.

L'habitant du pays est de taille plutôt moyenne qu'élevée; il a la tête ovale, la peau pâle, les cheveux châtains ou noirs; il est actif et robuste, doué d'une physionomie intelligente.

L'aisance a placé le pays dans un bon rang, au point de vue de la durée moyenne de la vie, qui y est presque de 40 ans, la moyenne de toute la France étant de 37 ans. On rencontre peu d'infirmes et d'hommes de petite taille.

La population présente un degré élevé d'instruction générale : chacun sait lire et écrire, sauf de très rares exceptions que l'on se montre pour ainsi dire du doigt.

On se nourrit bien, à Senlis et aux environs. Les viandes y sont de bonne qualité; les volailles y sont nombreuses et bonnes; presque partout on mange du pain de froment. Bien que l'on ne récolte pas de raisin dans le pays, les habitants de Senlis boivent du vin; dans les campagnes avoisinantes, les boissons en usage sont le cidre et la bière; cette dernière vient des départements du Nord; le cidre est fait sur place avec des pommes du pays. L'alcool que l'on consomme est généralement fabriqué avec les betteraves de la région.

Il n'y a pas à Senlis de grand commerce ni d'industrie : la population urbaine est composée d'artisans, de marchands et de petits rentiers ; celle de la campagne est adonnée à la culture ; seules quelques raffineries, établies aux environs, occupent un assez grand nombre d'ouvriers.

Il y a à Senlis peu de misère ; les malheureux que l'on y compte reçoivent une charité aussi large que bien comprise. Un Bureau de bienfaisance et des Sociétés mutuelles donnent des secours à ceux qui en ont besoin ; des soins médicaux dévoués leur sont prodigués par le médecin du Bureau de bienfaisance. Enfin, aux petits enfants que leurs mères ne peuvent garder et élever, une Crêche municipale donne l'hospitalité et les soins les plus entendus.

HYGIÈNE

Senlis, avons-nous dit plus haut, a gardé fidèlement son cachet de vieille ville : il en résulte un aspect très pittoresque, capable de flatter l'œil du promeneur, mais non de satisfaire les exigences de l'hygiéniste.

Rues. — Les rues de Senlis sont toutes, à de rares exceptions près, étroites et irrégulières : quelques-unes n'ont de rue que le nom et sont de véritables ruelles, dans lesquelles la hauteur des vieilles maisons vient encore mettre obstacle au renouvellement de l'air et interdire l'entrée aux rayons du soleil. La forte pente de la colline sur laquelle la ville est assise, fait que toute une partie de Senlis est en contre-bas de l'autre et qu'il n'est pas rare de voir des rez-de-chaussée à la hauteur du premier étage des maisons sous-jacentes. Ces conditions défectueuses n'existent pas dans certains faubourgs : le faubourg Saint-Martin, au Sud de la ville, et les environs de la Gare sont bâtis en terrain plat et parcourus par des rues spacieuses et régulières.

Le pavage des rues de Senlis cadre assez bien avec elles; il est constitué par de gros pavés cubiques de volume peu régulier, formant des surfaces moins régulières encore, et semées d'excavations où séjournent les liquides de la rue. Un grand nombre de rues sont dépourvues de trottoirs pour les piétons, et la rigole d'écoulement des eaux est naturellement dans celles-ci à peine accusée.

Si les rues et le pavage de Senlis ne réalisent pas toutes les conditions désirables, il est d'autres causes beaucoup plus importantes qui viennent vicier l'air et le sol de la ville; nous voulons parler des latrines et des égouts.

Vidanges. — La méthode de vidange généralement employée à Senlis est celle des fosses fixes. Chaque maison est pourvue d'une fosse qui doit être parfaitement étanche et vidée annuellement. Malgré les odeurs désagréables qui émanent de ces fosses quand on les vide, ce système serait acceptable; mais nous pouvons dire sans crainte d'exagérer que les fosses vraiment étanches sont l'infime minorité; au lieu d'être en ciment, la plupart sont en maçonnerie détériorée et sillonnée de fissures. Aussi lorsqu'on les vide, on n'en retire qu'une minime partie de ce qui y a été déposé dans l'année, le sol ayant petit à petit absorbé par les fissures la plus grande partie du contenu. De plus, rares sont les fosses munies d'un tuyau d'évent : cet oubli explique très simplement les émanations nauséabondes que l'on respire dans bon nombre de maisons.

Outre leurs fosses fixes, la plupart des habitations possèdent un ou plusieurs puits perdus destinés à recevoir les eaux ménagères et autres : sauf dans les rares rues où existent des égouts, c'est dans ces puisards que l'on doit vider toutes les eaux sales des habitations ; et la police municipale veille sévèrement à ce qu'il soit fait ainsi. On comprend quelle source d'infection ces fosses fixes et ces puisards sont pour le sol, quelle souillure incessante occasionne ce déversement journalier d'eaux sales dans des trous qu'on ne vide jamais.

Sous-sol de la ville. — Déjà considérable pour une ville quelconque, cette infection devient épouvantable à Senlis : voici la raison de ce que nous avançons. Tout le sous-sol de la ville est creusé d'anciens souterrains et de galeries extrêmement profondes qui communiquent généralement entre elles : bien des maisons ont deux et trois étages de caves superposés ou s'étendant au loin, caves qui ont été construites, les unes dans des souterrains de l'époque romaine, les autres dans d'anciennes carrières exploitées à une époque moins reculée. C'est dans les étages inférieurs de ces galeries que viennent successivement s'entasser les eaux sales des puisards et les matières des fosses non étanches : si les puisards n'ont jamais besoin d'être vidés, si les fosses fixes sont rarement remplies, c'est pour cette bonne raison que les uns et les autres ne retiennent pas ce qui leur est confié : tous les déchets qu'ils laissent filtrer s'entassent petit à petit dans le sous-sol de Senlis où ils forment une couche organique dont l'influence nocive n'est pas discutable.

Égouts. — Jusqu'en 1882, la ville de Senlis ne possédait pas d'égout; les puisards en tenaient lieu. La Municipalité, se rendant compte du danger de ces puits perdus, a commencé à construire un réseau d'égouts qui est encore peu important, il est vrai, mais tend à s'accroître petit à petit.

Le premier, en 1882, le génie militaire creusa un aqueduc partant du Quartier Ordener, et ayant des dimensions assez considérables, environ $1^{m}50$ de haut sur 1 mètre de large. Après avoir recueilli les liquides de la caserne, cet aqueduc, d'à peu près 200 mètres de long, dessert une partie du faubourg Saint-Martin, situé sur la rive gauche de la Nonette. Ce n'est pas dans cette rivière qu'il se déverse mais dans un petit cours d'eau que nous avons mentionné, le ruisseau de la Fontaine Noé; ce ruisseau coule parallèlement à la rive gauche de la Nonette et vient se joindre à elle au point où, après avoir séparé le faubourg Saint-Martin de la ville, elle va s'éloigner de celle-ci. Cet aqueduc fut construit à frais communs par le Ministère de la Guerre, la Municipalité et le service des Ponts et Chaussées.

Dans les années qui suivirent, la Municipalité fit construire trois lignes d'égouts qui desservent la partie Est de la ville. Ces canalisations consistent en conduites en poterie qui ont à leur origine $0^{m},22$ de diamètre et $0^{m},43$ à leur terminaison : elles desservent en tout seize rues, sur soixante-deux que l'on compte à Senlis ; ces seize rues sont toutes situées sur la rive droite de la Nonette. Jadis, les trois canalisations, réunies en un seul tronc, venaient se jeter dans la rivière au moment où celle-ci entre en ville : on a reconnu que c'était là une grosse faute, et aujourd'hui, ce tronc traverse la Nonette sur un pont, passe ensuite de la même manière le ruisseau de la Fontaine Noé ; il côtoie un instant sa rive gauche et se réunit à l'aqueduc dont nous avons parlé pour se jeter avec lui dans ce petit cours d'eau.

Enfin le Quartier Montmarie, situé sur la rive droite de la Nonette, un peu en amont de l'embouchure du ruisseau, déverse directement ses eaux dans la rivière par un aqueduc très court.

Ces égouts sont munis de distance en distance de bouches, par où ils reçoivent les eaux qui leur sont destinées; mais les maisons n'ont pas de conduites branchées sur eux. Ils fonctionnent et se vident sans chasse d'eau, en vertu simplement de leur pente, qui d'ailleurs est fortement accusée.

On voit que ce réseau d'égout est fort rudimentaire : il n'est qu'en voie de formation et s'accroîtra certainement de jour en jour. C'est ainsi que dans l'année 1894, la Municipalité de Senlis se propose de créer une nouvelle canalisation pour desservir la partie centrale de la ville.

Disons aussi que le point de déversement des égouts de Senlis est susceptible de vives critiques puisque le ruisseau de la Fontaine Noé qui les reçoit, et sert en somme d'égout collecteur, se jette dans la Nonette au point où cette rivière touche encore à l'agglomération urbaine. Un projet digne d'étude a été proposé il y a quelques années : il consisterait à conduire les eaux d'égouts dans des prairies baignées par la Nonette et situées à 3 kilomètres en aval de Senlis. Peut-être le reprendra-t-on un jour.

Abattoir. — L'Abattoir municipal est situé sur la rive gauche de la Nonette, immédiatement en amont du point où celle-ci reçoit le ruisseau de la Fontaine Noé, grossi des égouts. Cet établissement est proprement tenu; un vétérinaire civil y constate l'état des viandes que les bouchers vont livrer à la consommation; un vétérinaire militaire examine sur pied les bestiaux destinés à la troupe. Le gros reproche qu'on peut adresser à l'Abattoir est relatif à sa situation :

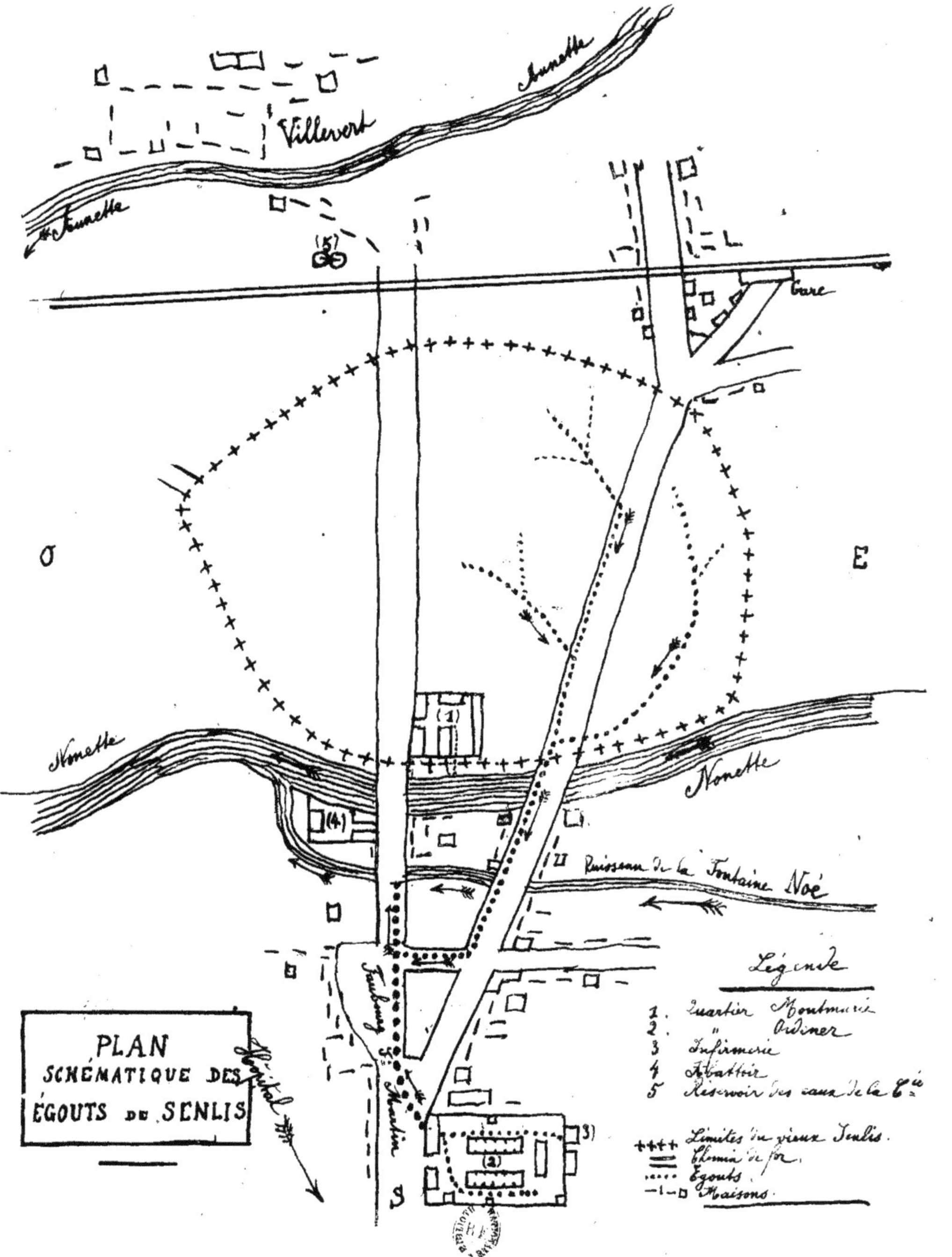
N
O
E
S
Villevert
Aunette
Aunette
Gare
(5)
(1)
(2)
3)
(4)
Nonette
Nonette
Ruisseau de la Fontaine Noé
Faubourg St Martin
Hôpital
PLAN
SCHÉMATIQUE DES
ÉGOUTS DE SENLIS
Légende
1. Quartier Montmorency
2. " Ordener
3 Infirmerie
4 Abattoir
5 Réservoir des eaux de la Cie
++++ Limites du vieux Senlis.
Chemin de fer.
Égouts.
Maisons.

cet établissement n'est pas assez excentrique et ses eaux de lavage vont, en même temps que les égouts de la ville, contaminer l'eau de la Nonette en un point où elle touche encore à Senlis.

Eau potable. — Après ce que nous avons dit plus haut, au sujet des puisards et des latrines, l'eau que peuvent donner les puits de Senlis sera rapidement jugée. Dans maintes maisons, en effet, latrines et puits sont situés dans la même cour, à peine séparés par quelques mètres, côte à côte pourrait-on dire. Avec les fosses non étanches et les puisards dont nous avons parlé, avec l'infection du sol qu'ils entraînent nécessairement, l'eau de la plupart des puits est fatalement souillée et devient le véhicule de germes contagieux.

Au point de vue purement chimique, l'eau des puits de Senlis, quoique très calcaire, ne serait pas mauvaise; mais elle contient beaucoup de matières organiques et de nombreux germes. C'est ainsi que l'eau du Puits Tiphaine, situé pourtant dans la partie haute de la ville, présente les caractères suivants :

Le résidu d'évaporation à 100° atteint le poids de 1 gramme par litre; il devient gris-brunâtre après calcination ; un litre d'eau contient $0^{gr},004$ de matières organiques. Les eaux des puits de Senlis ne contiennent pas de sulfures, mais des traces d'azotates.

Heureusement la ville de Senlis possède une bonne eau potable qui permet à bon nombre de ses habitants de ne pas user de ces puits dangereux. En 1864-65, sur la partie culminante de la ville, on fora un puits artésien qui va puiser l'eau d'une nappe souterraine : cette nappe, située à 75 mètres de profondeur, n'est pas la couche d'eau superficielle dont nous avons parlé dans le chapitre de l'hydrographie. C'est une nappe profonde qui s'étend sous le versant Nord de la colline, versant qui n'est pas couvert d'habitations. Une machine élévatoire de la force de 10 chevaux puise par heure environ 60 mètres cubes de cette eau, et l'emmagasine dans un réservoir, d'où elle est distribuée dans les maisons, à raison de 500 mètres cubes par jour. Ce chiffre serait suffisant et pourrait du reste encore être augmenté; malheureusement cette eau n'est pas gratuite; elle est fournie aux abonnés par une Compagnie qui naturellement fait payer ses abonnements. C'est dire que les gens pauvres sont forcés de s'en passer, et de boire l'eau de leurs puits ou des puits publics; celà est d'autant plus regrettable que l'eau de la Compagnie de Senlis, malgré son degré hydrotimétrique élevé, offre les qualités d'une bonne eau potable. On pourra du reste s'en rendre compte par l'analyse comparative suivante :

COMPOSITION POUR UN LITRE	EAU DE LA VILLE	EAU DU PUITS TIPHAINE
Degré hydrotimétrique....	27°	25°
» » après ébullition...............	5°	4°
Résidu salin par évaporation à 100°...............	0gr,37	0gr,97
Acide carbonique libre....	25cc.	14cc.
Sulfate de chaux...........	»	0gr,115
Azotate de chaux..........	»	0gr,110
Sulfate de magnésie.......	0gr,05	0gr,20
Chlorure de sodium.......	0gr,060	0gr,220
Sulfate de soude...........	0gr,035	0gr,080
Matières organiques......	0gr,00005	0gr,004

De plus, l'analyse microbiologique donne les résultats suivants: l'eau de la Compagnie, prise à son arrivée au réservoir, ne contient qu'environ 300 germes par centimètre cube, tandis que l'eau de divers puits en contient plus de 2.000.

On voit quelle différence il y a entre ces deux sortes d'eau, et on n'a pas de peine à conclure au rejet urgent et absolu du liquide que fournissent les puits de Senlis en général.

ÉTABLISSEMENTS MILITAIRES

Senlis a, comme garnison, le 9e régiment de cuirassiers, qui y occupe deux quartiers : le Quartier Montmarie et le Quartier Ordener, tous deux situés vers le Sud de la ville, mais très différents l'un de l'autre.

Quartier Montmarie. — Les bâtiments dont est composé le Quartier Montmarie proviennent de l'ancien couvent des Frères de la Charité : une partie date du début du quatorzième siècle, le reste a été reconstruit vers 1600 : c'est dire à l'avance que nous n'allons pas y trouver toutes les lois de l'hygiène observées.

Le Quartier Montmarie, anciennement Quartier des Carmes, loge le 5me escadron, le peloton hors rang et un peloton du 4me escadron ; c'est là que sont les magasins et ateliers ; jusqu'à la fin de 1891 il renfermait l'Infirmerie régimentaire. Ce casernement est situé en bas d'une des vieilles rues les plus rapides de Senlis, sur la rive droite de la Nonette, qui baigne ses murs au Sud.

On ne peut dire que ce Quartier est de tel ou tel type : c'est une réunion de bâtiments d'époques et d'orientations diverses. Les chambres qu'habitent les hommes sont de vieilles salles mansardées, mais vastes, spacieuses et hautes de plafonds : le cube d'air y est plus que suffisant (16 à 18 mètres cubes par homme). Ces chambres présentent le grave inconvénient d'être situées au-dessus des écuries, inconvénient d'autant plus sérieux que leurs planchers ne sont pas en très bon état.

La Compagnie des Eaux de la ville distribue à ce Quartier une bonne eau potable qui a permis de condamner les puits où l'on puisait encore il y a quelques années.

Il y a deux ans, il existait encore, au Quartier Montmarie, des fosses d'aisances fixes et soi-disant étanches : elles ont été remplacées par des tinettes du système Goux, que l'on vide tous les jours et qui n'exhalent pas plus d'odeur qu'elles n'offrent de danger d'infection. Les urinoirs sont d'un système récent; ils sont tapissés de plaques d'ardoise sur lesquelles se déverse continuellement une mince nappe d'eau courante.

C'est aussi il y a deux ans et demi que l'on construisit dans le Quartier Montmarie un égout recueillant les liquides des cuisines, des cours, des écuries et des urinoirs; cet égout se déverse immédiatement dans la Nonette, un peu en amont des égouts de la ville.

Malgré sa situation déclive au pied de l'éminence qui supporte Senlis; malgré tous les germes d'infection que doit renfermer son sous-sol, moins par le propre fait du Quartier lui-même que par le fait des maisons étagées au-dessus, ce casernement jouit d'un état sanitaire satisfaisant.

Quartier Ordener. — La seconde partie du casernement qui s'est successivement appelée Quartier de la Ferme et Quartier de la Poste se nomme aujourd'hui Quartier Ordener. Elle est située à environ 400 mètres au Sud du Quartier Montmarie, sur une petite élevure qui commence dès la rive gauche de la Nonette. Par son côté Ouest qui constitue la façade d'entrée, ce Quartier borde la rue; par le côté Nord il confine aux habitations voisines; par les côtés Est et Sud il touche aux champs. Ce casernement loge les quatre premiers escadrons du régiment. Il a été édifié en 1873-74 et ressemble aux casernes que l'on construisait à cette époque. Les principales constructions consistent en deux vastes bâtiments parallèles et séparés par une grande cour gazonnée et plantée d'arbres ; ils ont leur grande dimension orientée à peu près de l'Est à l'Ouest, et leurs fenêtres s'ouvrent vers le Nord et vers le Sud. Chacun de ces bâtiments contient les hommes de deux escadrons, chaque escadron occupant une partie du bâtiment depuis le rez-de-chaussée jusqu'aux combles. Il y a deux étages et des chambres mansardées desservis au moyen de deux escaliers par corps de logis. Les étages sont divisés en trois chambres qui ont les plus petites une vingtaine de lits, les plus grandes une quarantaine : les hommes ont dans ces chambres un cube d'air très suffisant. Les fenêtres, hautes, sont directement opposées les unes aux autres ; quelques-unes possèdent des carreaux mobiles; on vient en outre de faire poser dans le casernement cent carreaux ventilateurs du système Castaing. Les hommes n'habitent pas les rez-de-chaussée, qui sont occupés par des bureaux, magasins, cantines, réfectoires. Les corridors et escaliers sont garnis de tous les objets en cuir que l'on gardait jadis dans les chambres : grâce à cette bonne mesure, les hommes respirent un air non-seulement plus agréable, mais aussi plus pur et plus sain.

L'eau de la ville est distribuée dans le Quartier par un bon nombre de robinets ; tous les anciens puits ont été supprimés.

Ici, comme au Quartier Montmarie, les fosses fixes ont été remplacées par des tinettes Goux. Les urinoirs sont bien installés et balayés par une chasse d'eau continue.

En étudiant les égouts de Senlis, nous avons vu que le premier construit avait été l'aqueduc qui recueille tous les liquides du Quartier Ordener; il fonctionne sans chasse d'eau, et, comme sa pente est peu accusée, c'est peut-être à cela qu'il faut attribuer les odeurs désagréables que ses bouches laissent exhaler pendant les chaleurs

Les écuries du Quartier Ordener forment des pavillons spéciaux n'ayant pas de premier étage; elles sont bien aérées et bien tenues. Mais le sol de la cour, défoncé tout autour d'elles, aux endroits où piétinent les chevaux pendant le pansage, retient les eaux sales, urines, crottins, dont il s'imprègne plus ou moins : on a commencé cette année à remédier à cet inconvénient en refaisant et élargissant la bande de pavage qui entoure les écuries. Une seule écurie occupe un rez-de-chaussée surmonté de chambres habitées : c'est là une condition que l'hygiène réprouve; espérons que nous la verrons bientôt disparaître.

L'Infirmerie régimentaire, construite en 1891, tout à fait à une extrêmité du Quartier, est un modèle du genre; c'est un bâtiment isolé ayant au rez-de-chaussée : salle de visite, tisanerie, réfectoire, salle de bains et salle de douches; au premier étage sont les chambres de malades; celles-ci ont vue sur toute la campagne environnante; et immédiatement sous leurs fenêtres s'étend le jardin de l'Infirmerie, nouvellement planté, c'est vrai, mais qui sera fort agréable pour les malades des régiments qui tiendront dans quelques années garnison à Senlis.

Par sa position sur une éminence, sa situation excentrique et la date de sa construction, nous voyons que le Quartier Ordener est bien plus hygiénique que le Quartier Montmarie; il est situé au milieu d'une immense cour, dans laquelle sont espacés les bâtiments, et à la périphérie de laquelle sont rejetées les constructions accessoires (écuries, cuisines, locaux disciplinaires, latrines, fosses à fumier). Un voisinage pourtant nous semble trop immédiat : c'est celui du dépotoir des vidanges de Senlis, établi à l'Est et à environ 250 mètres du Quartier. Parfois les vents du Sud-Est passent sur la caserne et particulièrement sur l'infirmerie, après s'être chargés des émanations de ce dépotoir : on aurait tout à gagner à le voir s'éloigner un peu.

Si le Quartier Ordener est maintenant un excellent casernement et jouit généralement d'un bon état sanitaire, il n'en a pas toujours été ainsi. Comme ses noms l'indiquent, il a été construit sur l'emplacement d'une immense ferme et de l'ancienne Poste aux chevaux; le sol était à cet endroit recouvert de fumier et de fosses à purin, semé de détritus organiques de toutes sortes, provenant des hommes ou des animaux, des maisons ou des écuries, étables, porcheries. Aussi pendant les travaux de la construction et les premiers temps d'habitation, on eut à constater de nombreux cas de fièvres rémittentes. Heureusement le sol, se desséchant et se tassant petit à petit, s'est pour ainsi dire imperméabilisé; ces fièvres ont disparu, et aujourd'hui le Quartier Ordener est un casernement des plus salubres.

HOPITAL

L'Hôpital de Senlis a été construit sur l'emplacement d'une ancienne maladrerie qui abritait jadis un nombre considérable de lépreux. Il est situé au Sud de la ville, à environ 1.200 mètres du centre et 400 mètres du Quartier Ordener; il forme le dernier groupe de maisons de la ville et n'est pas distant de plus de 600 mètres de la forêt de Chantilly. N'ayant pour ainsi dire pas de voisins, entouré d'un immense jardin potager de 6 hectares, cet établissement est extrêmement bien situé ; sa principale façade est séparée par une vaste cour de la route de Paris à Senlis : elle est orientée vers l'Est.

L'Hôpital général de Senlis, outre ses salles de malades, comprend un asile pour les jeunes enfants assistés, un hospice pour les vieillards, et des salles pour les militaires de la garnison, qui ne possèdent pas d'hôpital militaire spécial ; il contient près de 190 lits.

Les principales constructions de cet Hospice mixte sont constituées par deux vastes corps de bâtiments semblables, situés au Nord et au Sud de l'établissement, et ayant leur grande dimension orientée de l'Est à l'Ouest : nous appellerons aile Nord et aile Sud ces deux bâtiments, qui datent de 1839. Ces deux ailes sont reliées en leur milieu par une suite de constructions qui forment l'aile centrale de l'Hôpital. La partie Nord de cette aile est de 1839 également ; le reste (qui forme l'hospice des vieillards-hommes), est d'une époque beaucoup plus ancienne.

L'aile centrale contient : l'hospice des vieillards-hommes, les cuisines, la communauté des sœurs de Saint-Vincent de Paul, les bureaux, la lingerie, la pharmacie, l'hospice des vieillards-femmes, et des chambres de pensionnaires. Dans l'aile Nord sont : le service des malades (femmes), l'asile des filles, et les dortoirs des enfants assistés. L'aile Sud a son rez-de-chaussée occupé par le service des malades (hommes) et l'asile des garçons ; le premier étage est entièrement réservé aux salles militaires. Enfin, en 1884, fut construit, dans le milieu du jardin, un pavillon d'isolement en briques pour les malades atteints d'affections contagieuses.

L'Hôpital de Senlis n'use pas de l'eau distribuée par la Compagnie, il possède dans son jardin une source jaillissante que l'on a captée, et qui remplit constamment un grand réservoir voûté en maçonnerie cimentée; cette eau a à peu près les mêmes caractères chimiques que celle de la Compagnie des eaux : elle est très calcaire, mais ne contient pas d'azotates, pas de sulfures, ni de matières organiques en quantité appréciable.

Ainsi que la plupart des maisons de la ville, l'Hôpital possédait jadis un certain nombre de puisards où l'on jetait toutes les eaux de déchet de l'établissement; fort heureusement, ces puisards ont été supprimés en 1887–1888 : une canalisation en grès et en briques cimentées les a remplacés avantageusement; elle recueille les eaux pluviales, ménagères, de lavage et autres, et va les déverser dans un petit ruisseau qui traverse le jardin de l'Hôpital (ce petit ruisseau est un affluent de la Nonette qu'il rejoint à peu près à un kilomètre de là). Toutes les conduites qui aboutissent à ce petit cours d'eau possèdent des siphons destinés à empêcher le reflux des gaz putrides.

Si les égouts de l'Hôpital se sont améliorés, on pourrait même dire créés, dans ces dernières années, il n'en est pas de même des latrines. Celles-ci sont constituées par des fosses fixes en maçonnerie de pierre calcaire. On y jette de temps en temps du sulfate de fer et on les vide tous les hivers. Les cabinets d'aisance sont pourvus d'un siège en bois muni de simples clapets du système Rogier-Mothes; ce système, sans chasse d'eau, ne suffit pas à empêcher le reflux des gaz. On sait combien il est difficile de maintenir toujours étanches ces fosses fixes et combien il serait préférable de leur substituer un système de vidange moins primitif.

Les salles de malades de l'Hôpital de Senlis sont vastes et spacieuses, très proprement tenues; les bâtiments sont séparés par des jardins et des cours plantées d'arbres où peuvent se promener les malades.

Hôpital militaire. — Nous aurons peu de choses à dire sur l'Hôpital militaire, qui n'aient été dites à propos de l'établissement en général. Situées au-dessus du service des malades civils (hommes) et du local des garçons assistés, les salles militaires occupent le premier étage de l'aile sud. Elles se composent de deux vastes salles séparées par l'escalier et le vestibule; une petite chambre contenant quatre lits est attenante à l'une d'elles et permet, dans les cas de maladies légèrement contagieuses, de faire un isolement trop illusoire. Enfin elles comportent aussi une chambre d'officier, assez confortablement meublée et peinte à l'huile. Tout ce premier étage comprend 35 lits.

Les salles militaires ont leurs fenêtres s'ouvrant au Nord et au Sud : les hommes y jouissent d'un excellent air surtout par les croisées du Sud qui dominent immédiatement la campagne et laissent entrer l'atmosphère pure et vivifiante de la forêt toute proche. Les hommes y ont un cube d'air considérable : plus de 36 mètres cubes par tête. Les salles sont hautes et bien aérées, percées d'immenses fenêtres directement opposées les unes aux autres; malheureusement ces fenêtres sont dépourvues de volets et, pendant l'été, celles qui donnent vers le Midi laissent pénétrer dans les chambres une chaleur insupportable. Les murs sont seulement peints à la colle : combien il serait préférable de les voir recouverts d'une couche de peinture à l'huile, qui resterait beaucoup plus propre et permettrait des nettoyages et des désinfections aussi efficaces que faciles. Enfin il est à regretter aussi que le sol des salles soit recouvert de carrelage en briques : un parquet, que l'on réclame depuis longtemps, serait moins froid en hiver et moins sillonné de fissures profondes où s'entassent poussières et germes.

Les malades reçoivent à l'Hôpital une nourriture saine, toujours agréable, et souvent même fine et recherchée. En un mot, l'établissement en général est très bien tenu : les religieuses y font preuve de leur dévouement habituel ; l'administration fait son possible pour satisfaire aux desiderata exprimés par les médecins ; et il est hors de doute que cet Hôpital riche, bien situé, bien construit, ne fera que suivre d'encore plus près les progrès de l'hygiène actuelle.

NOSOLOGIE

Les maladies qui frappent le plus souvent les habitants de Senlis sont les mêmes que celles qui sévissent sur toute cette région de la France. Nous allons passer les plus communes en revue, en les examinant au point de vue de leur fréquence et de la mortalité qu'elles occasionnent. Il sera inutile de faire une division entre les habitants civils et les militaires ; ils n'ont guère en effet ni les uns ni les autres d'affections qui leurs soient tout à fait spéciales ; à propos de chaque maladie nous ferons à ce sujet les remarques utiles.

Nous allons d'abord voir les maladies banales, non infectieuses, que l'on rencontre le plus couramment ; nous étudierons ensuite la fréquence des maladies infectieuses.

Nos chiffres malheureusement ne pourront se rapporter qu'à un nombre d'années restreint, le

9e Régiment de Cuirassiers n'étant arrivé à Senlis qu'à la fin de septembre 1889.

I. Maladies non infectieuses.

La température du climat senlisien est rarement assez élevée ou assez basse pour occasionner des accidents sérieux. Quelquefois pourtant, en été, des cuirassiers sont frappés d'insolation pendant des manœuvres ou des routes, et encore n'avons-nous jamais vu de cas mortels; ces accidents tiennent surtout à la coiffure et à l'équipement de ces cavaliers.

D'un autre côté, l'hiver est rarement assez rigoureux pour occasionner d'autres accidents que des engelures aux mains et aux pieds, dues plutôt à l'humidité qu'à l'extrême abaissement de la température.

Maladies a frigore.

Rhumatismes. — Le rhumatisme est une des affections les plus couramment observées à Senlis : sa grande fréquence est due autant au degré de saturation de l'air qu'à l'humidité extrême des habitations. Il sévit surtout au printemps et à l'automne beaucoup plus que pendant les gros froids d'hiver. Le rhumatisme fait dans la garnison des victimes relativement plus nombreuses que dans la population civile : il détermine en moyenne annuellement une dizaine d'entrées à l'Hôpital militaire; il s'accompagne assez rarement de lésions du cœur et nous ne l'avons pas vu occasionner de décès par ses complications.

Maladies des Organes respiratoires.

Pneumonie. — La pneumonie est assez fréquente à Senlis; elle y occasionne une vingtaine de décès par an, s'attaquant surtout aux enfants et aux personnes âgées; elle revêt souvent un caractère infectieux d'un pronostic très grave. Les militaires en garnison à Senlis sont souvent atteints de pneumonie; mais chez ces hommes à la fleur de l'âge, robustes et résistants, elle fait moins de victimes que dans la population civile. Chaque année, six malades en moyenne entrent à l'Hôpital militaire pour pneumonie. Pas de décès dans ces trois années.

Pleurésie. — La pleurésie, assez rare dans le milieu civil, est plus fréquente dans le milieu militaire; celà tient sans doute aux refroidissements auxquels sont continuellement exposés les soldats à la suite de leurs exercices violents. Tandis qu'elle est exceptionnelle dans la clientèle civile, à l'Hôpital militaire la pleurésie occasionne par année moyenne une dizaine d'entrées.

Bronchite. — Commune aussi la bronchite, autant chez les habitants de Senlis que chez les cuirassiers; mais elle ne revêt pas la même forme dans ces deux populations. Chez les malades civils, elle se présente surtout sous la forme catarrhale chronique, et constitue une cause de décès fréquente; chez les militaires, elle revêt généralement la forme de bronchite simple, bénigne. Dix cas environ entrent par an à l'Hôpital militaire.

La tuberculose sera examinée en même temps que les autres maladies infectieuses, au risque de la distraire du cadre des maladies des organes respiratoires.

Maladies des Organes digestifs.

Angines — Avec le climat humide et souvent brumeux de Senlis, fréquentes sont les amygdalites et les angines : elles sont simples, pultacées, herpétiques ou phlegmoneuses; beaucoup d'entre elles paraissent liées à l'état rhumatismal des sujets qui en sont atteints.

Embarras gastrique et Diarrhée. — Les embarras gastriques, simples et fébriles, sont assez communs aussi. En été, il en est de même des diarrhées, que l'on observe surtout, et quelquefois très intenses, chez les militaires : il faut les attribuer, chez ceux-ci, soit à la grande quantité d'eau que quelques-uns boivent, soit au refroidissement auquel ils s'exposent en se découvrant complètement pendant la nuit, fussent-ils près des fenêtres ouvertes.

Maladies cutanées.

Les affections de la peau sont rares à Senlis : on en observe très peu dans la population civile ; chez les militaires, on rencontre rarement un cas isolé de pelade ou de gale, assez souvent de l'ecthyma ; cette dernière affection siège toujours aux membres inférieurs et est spéciale aux cavaliers.

Maladies vénériennes.

Très rares aussi sont les maladies vénériennes ; cela est dû à ce qu'il y a en ville fort peu de prostitution clandestine et à ce que l'établissement spécial est bien surveillé. En moyenne une dizaine de militaires par an entrent à l'infirmerie régimentaire pour maladies vénériennes.

Traumatismes.

Les habitants de Senlis, n'exerçant pour ainsi dire aucune industrie, sont peu exposés aux accidents. Les traumatismes sont plus fréquents chez les militaires qui sont exposés davantage aux chutes et aux contusions. Tous les ans l'Hôpital militaire reçoit deux ou trois malades atteints de fractures du tibia, fractures classiques des cavaliers, dans lesquelles le talon du fer du cheval, avant de fracturer l'os, fait dans la peau et le tissu sous-jacent un trou arrondi, communiquant souvent avec le foyer de la fracture. Les traumatismes entraînent, par année moyenne, vingt-cinq entrées à l'Hôpital militaire.

Suicides.

Le suicide est rare à Senlis; deux ou trois désespérés seulement par année y ont recours et emploient généralement la pendaison. Le suicide est exceptionnel dans le groupe militaire.

II. Maladies infectieuses.

En tête des maladies infectieuses, nous trouvons à Senlis, comme presque partout, la tuberculose. La tuberculose tue en moyenne par an vingt-cinq personnes dans la population senlisienne, peu éprouvée en revanche par les tuberculoses locales. La garnison aussi est éprouvée par la tuberculose pulmonaire, qui fait entrer à l'Hôpital une moyenne de sept à huit hommes par an, chez lesquels du reste la mortalité est bien moindre que chez les civils : cela est dû au renvoi des tuberculeux dans leurs foyers, dès que leur affection est manifeste; deux militaires seulement en trois ans sont décédés par tuberculose pulmonaire, tandis que onze furent réformés. Les tuberculoses locales sont peut-être plus fréquentes dans le groupe militaire que dans la population civile : on y observe de temps en temps un cas de tuberculose testiculaire, osseuse ou ganglionnaire.

Fièvre typhoïde. — Après la tuberculose, c'est la fièvre typhoïde qui, de toutes les maladies infectieuses, est la plus fréquente dans la ville de Senlis, où elle est endémique. Connaissant les fosses d'aisance, les puits et le sous-sol de la ville, cela n'a rien qui doive nous étonner : pour chaque cas de fièvre typhoïde à peu près on arrive à reconnaître que le malade atteint buvait de l'eau d'un puits suspect ou même de la rivière. Les cas de fièvre typhoïde se produisent toujours dans les mêmes quartiers, dans les faubourgs ou les rues basses, qui sont peuplées de gens auxquels leur pauvreté ne permet pas un abonnement à l'eau de la Compagnie. Espérons que nous verrons ces cas de fièvre typhoïde (environ cinq décès par an) disparaître; c'est dans ce but que la Municipalité vient de doter ces quartiers de fontaines, encore trop rares, qui distribuent de l'eau potable.

Dans la population militaire, la fièvre typhoïde est pour ainsi dire inconnue : depuis que le 9e Régiment de Cuirassiers est à Senlis, il n'en a eu qu'un cas, qui s'est d'ailleurs terminé par la guérison.

Diphtérie. — La diphtérie aussi est endémique à Senlis ; elle sévit toujours dans les mêmes quartiers, mal percés de rues étroites, construits de maisons vieilles et exiguës, où une population entassée n'essaye pas de combattre le manque d'air par une propreté soigneuse. Tous les ans, la diphtérie tue quatre ou cinq personnes à Senlis. — Généralement, les militaires sont épargnés; la diphtérie n'est pas endémique dans leurs casernes. Pourtant, il y a deux ans, une épidémie d'angine diphtérique fort sérieuse sévit sur le 9e Cuirassiers : elle dura près de huit mois, occasionna quarante entrées à l'Hôpital, trois décès, une réforme pour paraplégie consécutive, et ne disparut qu'après une désinfection totale du casernement. Les chambres furent désinfectées par le sublimé corrosif, au moyen du pulvérisateur à main ; les literies et effets, par la chaleur, au moyen de l'étuve à vapeur humide sous pression de Geneste et Herscher. Depuis cette époque, aucun cas de diphtérie ne s'est produit dans la garnison de Senlis.

Fièvres éruptives. — Des fièvres éruptives, la rougeole et la scarlatine seules s'observent à Senlis; elles y sont endémiques, mais avec un degré de virulence et d'intensité très faible : on a plutôt affaire à des roséoles et à des scarlatines frustes. Moins fréquentes dans la population militaire, elles n'atteignent l'une et l'autre qu'un homme par an en moyenne.

Érysipèle. — Presque inconnu dans la ville de Senlis, l'érysipèle se voit de temps en temps chez nos cuirassiers : nous parlons de l'érysipèle médical, bien entendu, l'érysipèle chirurgical n'ayant pas été observé à l'Hôpital depuis fort longtemps. C'est toujours pour érysipèle de la face que deux ou trois malades par an entrent à l'Hôpital militaire.

Grippe. — La fréquence de la grippe est fort variable selon les années; tous les hivers on observe un certain nombre de cas sporadiques peu graves qui se terminent par la guérison; mais quand survient une épidémie de grippe, Senlis est loin d'être épargné par le fléau, et la mortalité est quelquefois fort élevée, surtout pour les jeunes enfants et les vieillards. Chez les militaires il en est de même, mais c'est surtout la morbidité qui est élevée, les hommes atteints guérissant généralement après quelques jours de repos au lit.

Choléra. — Tous les ans on observe à Senlis, surtout dans les quartiers jouissant de mauvaises conditions hygiéniques, quelques cas de diarrhée cholériforme : une dizaine d'enfants meurent annuellement de cette affection, et une ou deux personnes de choléra plus ou moins confirmé. Tous les ans également, pendant les chaleurs, parmi les nombreux militaires atteints de diarrhée, quelques-uns présentent des symptômes cholériformes : rarement leur état nécessite leur entrée à l'Hôpital (une fois par an en moyenne).

MORTALITÉ

Maintenant que nous avons dit quelques mots des principales maladies observées à Senlis, nous pouvons conclure.

Senlis est une ville que son climat tempéré, sa situation élevée et l'aisance de la plupart de ses habitants mettent dans d'excellentes conditions : nous avons dit, dans le cours de cette notice, que la durée moyenne de la vie y était presque de 40 ans. Mais son hygiène présente encore de graves défectuosités, grâce auxquelles la mortalité annuelle atteint le chiffre de 26 pour 1.000 habitants.

Pour les militaires, Senlis est une bonne et saine garnison : les hommes n'y sont pas très nombreux, ils n'y sont pas sujets à l'encombrement ni au surmenage ; bien nourris, pourvus de bonne eau potable, garantis contre toutes les chances d'infection et de contagion, ils fournissent peu de malades. Ces avantages, joints à leur bonne constitution de jeunes gens robustes et choisis pour l'arme des cuirassiers, font que la mortalité chez eux n'atteint pas 4 1/2 pour 1.000. C'est là un résultat extrêmement satisfaisant qui prouve bien, comme nous le disions, que Senlis est une des garnisons les plus salubres de France.

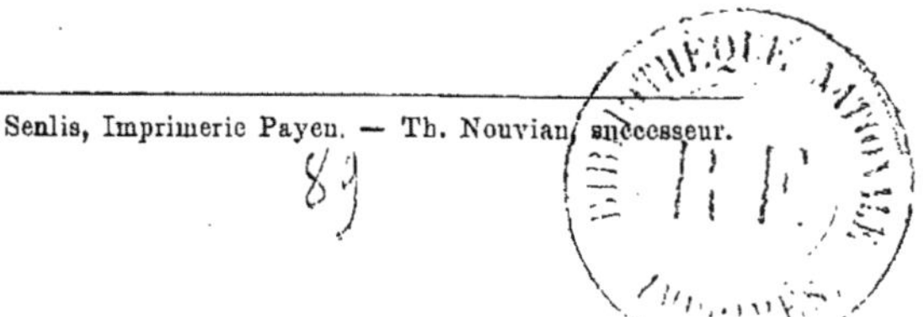

Senlis, Imprimerie Payen. — Th. Nouvian, successeur.

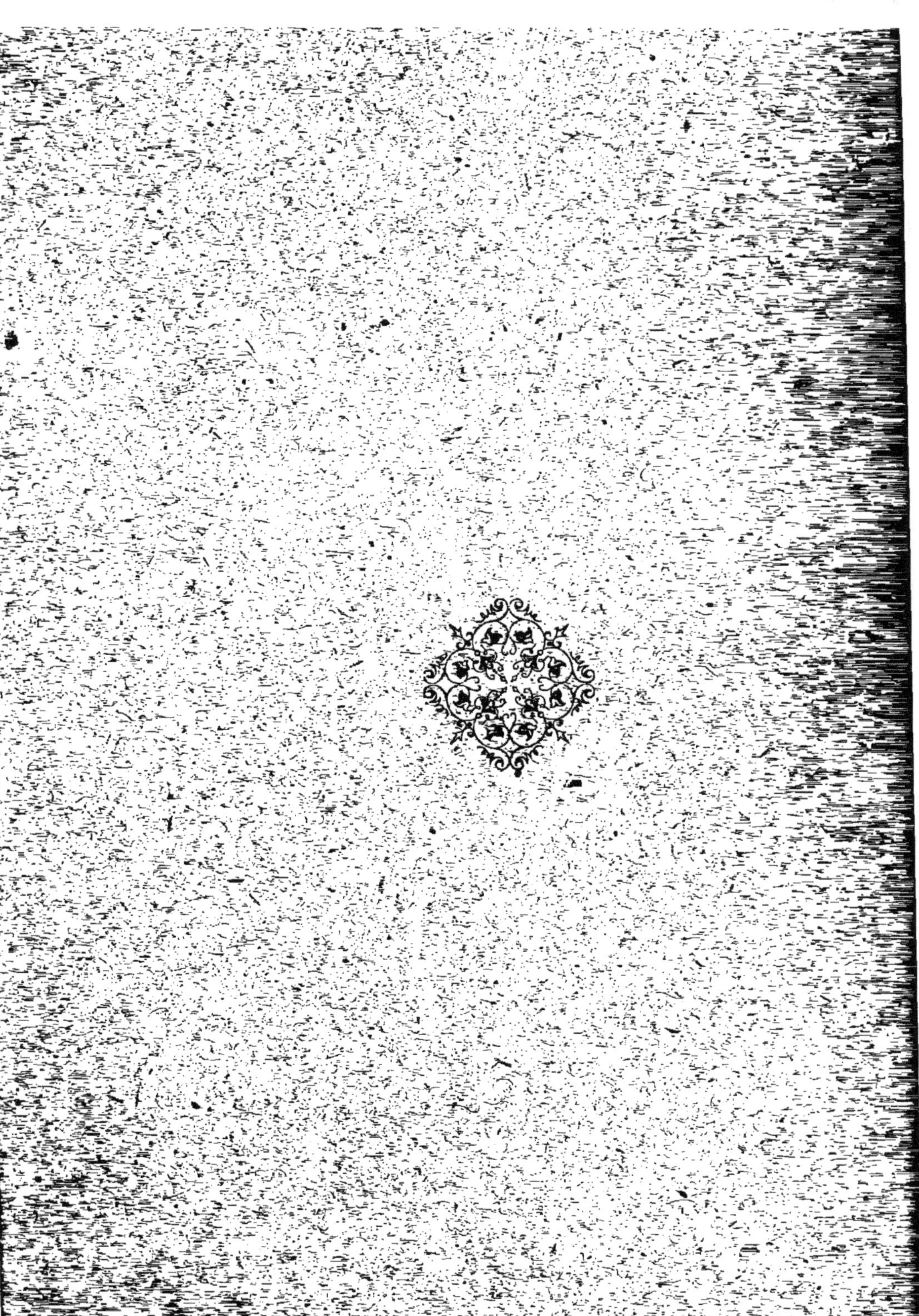

www.ingramcontent.com/pod-product-compliance
Ingram Content Group UK Ltd.
Pitfield, Milton Keynes, MK11 3LW, UK
UKHW012303240726
13966UKWH00004B/1601